Entrenamiento en casa con cintura delgada, trasero redondo y piernas sexys (no se necesita equipo)

HAGA ESTO TODOS LOS DÍAS PARA OBTENER UNA CINTURA DE RELOJ DE ARENA en 2023

Por el Sr. Zain ul Abdin

Entrenamiento de cintura pequeña de 12 min // Figura con curvas + abdomen plano

Calentamiento Siguiente flexiones laterales en 5 4 3 2 1 ir 1 2 3 4 5 6 7 8 nueve diez once doce comencemos el entrenamiento siguiente giro ruso en cinco cuatro tres dos uno ir 1 2 3 4 5 6 7 8 9 10 11 12 13 14 15 16 17 18 19 20 tiempo de descanso

hasta el siguiente toque de muerte en 5 4 3 2 1 ir 1 2 3 4 5 6 7 8 9 10 11 12 13 14 15 16 17 18 19 20 tiempo de respiración hasta el siguiente salto de tijera en 5 4 3 2 1 ir 1

2 3 4 5 6 7 8 9 10 1 2 3 4 5 6 7 8 9 20 1 2 3 4 5 6 7 8 9 30 descanso siguiente Silas en cinco cuatro tres dos uno uno dos tres cuatro cinco seis siete

ocho nueve diez 11 12 13 14 arriba siguientes pilotos en 5 4 3 2 1 ir 1
2 3 4 5 6 7 8 9 10 11 12 13 14 tiempo de descanso arriba siguientes
abdominales cruzados en cinco cuatro

tres dos uno va uno dos tres cuatro cinco seis siete ocho nueve diez
once 12 -13-14 tiempo de descanso hasta el siguiente puente en cinco
cuatro tres dos

uno va uno dos tres cuatro cinco seis 7 8 9 10 11 12 13 14 15 16 17 18
19 20 tiempo de descanso hasta el siguiente patadas de tijera 5 4 3 2
1 vamos 1

2 3 4 5 6 7 8 9 10 11 12 13 14 15 16 17 18 19 20 tiempo de descanso
siguiente giro ruso en cinco cuatro tres dos uno 1 2 3 4 5 6 7 8 9 10 11
12 13 14 15 16 17 18 19 20

tiempo de descanso arriba siguiente Phil toca 5 4 3 2 1 ir 1 2 3 4 5 6 7
8 9 10 11 12 13 14 15 16 17 18 19 20 tiempo de descanso

hasta el siguiente salto de tijera en 5 4 3 2 1 ir 1 2 3 4 5 6 7 8 9 10 1 2 3 4 5 6 7 8 9 20 1 2 3 4 5 6 7 8 9 30 tiempo de descanso hasta la siguiente tabla en cinco cuatro tres dos uno

ve uno dos tres cuatro cinco seis siete ocho 910 has completado con éxito el entrenamiento buen trabajo

HAGA ESTO TODOS LOS DÍAS PARA OBTENER UNA CINTURA DE RELOJ DE ARENA en 2023

Este entrenamiento de cintura con curvas de 7 minutos quemará y esculpirá como nunca antes lo habías sentido. Créeme, querrás hacer esto. Ahora, te desafío a que hagas este entrenamiento en casa durante 14 días y cuéntame cómo te va en los comentarios a continuación. E incluso podrás consultar los comentarios de otras personas que pueden animarte.

Somos una comunidad y 2023 es nuestro año. Ahora, si estás buscando más y quieres transformar tu cuerpo y tu mente, quieres agregar más entrenamientos a esto, entonces tenemos el Método de Transformación LEAN completo de 8 semanas listo y esperándote. Es un desafío de transformación. 56 días de duración, eso es todo.

(sonido del cronómetro) Bien, comenzamos con la rodilla izquierda doblada y la pierna derecha estirada. Los brazos izquierdos se extienden hacia un lado y subimos y giramos en la parte superior. Si no puedes subir todo el camino, no te preocupes. simplemente sube lo más alto que puedas. Respirar. Tienes esto. Los últimos tres, dos, uno. Y cambiando de bando. Quedan 10 segundos.

Vamos, sigue empujando. (el cronómetro suena) Una repetición más. Increíble trabajo. A partir de aquí, quiero que dobles ambas rodillas, aprietes el núcleo y el ombligo hacia la columna. Sube muy alto. Busque el tobillo izquierdo, el tobillo derecho hacia arriba. Bien. Sigue respirando. Enfocar. Puedes hacerlo. Son sólo siete minutos, eso es todo.

Bien, esta vez quiero que conduzcas primero al tobillo derecho, al izquierdo y al centro. Vamos. Realmente intenta conseguir algo de altura. Bonito y alto. Quedan 10 segundos. (el cronómetro suena) Increíble. Estire esos brazos hacia arriba y hacia arriba. Ten un momento. El próximo ejercicio trabajaremos con tu lado izquierdo. Cruce, enderece y baje la punta del pie.

Buen trabajo. Agradable y alto cuando lo alcanzas. Vamos. Trabaja ese núcleo. Trabaja la cintura. Girar a lo ancho. Medio camino. Quedan 10 segundos. Sigue empujando. (el cronómetro suena) Increíble. Ahora vamos a pasar al otro lado. No puedo pronunciar mis palabras. Bien, trabajando en ese lado derecho, con las yemas de los dedos izquierdos junto a las sienes. Bien, realmente cruza.

Golpea esos oblicuos y luego estírate bien y alto. Así que aquí estás apuntando a que tu caja torácica se cruce y acorte el lado derecho, está bien. Así que no sólo mueves el codo, sino que giras todo el cuerpo. Increíble trabajo. Vamos, sigue empujando. Una repetición más. (el cronómetro suena) Increíble. Bien, a continuación vamos a hacer abdominales inversos.

Estos son uno de mis favoritos para todo el core, pero vamos a darle un pequeño giro para los oblicuos, para esa cintura. A medida que subes, gira en la pica superior y luego desde allí hacia la izquierda, bombea un poco. Cambia la dirección en la que giras. Cambia la dirección en la que llevas las piernas, primero el lado izquierdo y luego el derecho.

Asombroso. Sigue respirando. Subiendo el tapete aquí. Quedan 20 segundos. Mantenga ese ombligo hacia la columna. Sigue respirando. (el cronómetro suena) Increíble. Baja las piernas. Respirar. Ahora nos dedicamos a las bicicletas. En el quinto repetimos ese movimiento. Así que sígueme. Las piernas están levantadas. Uno, dos, tres, cuatro, cinco y viceversa.

Y de nuevo uno, dos, tres, cuatro aguantan. Uno dos. Buen trabajo. Sigue respirando. Más de la mitad del camino. Nuevamente, realmente rotando el cuerpo aquí. Últimos 10 segundos. No se trata de velocidad. ¿ Se trata de conseguir el formulario correcto? (el cronómetro suena) Sí, chicos. Está bien, ahora subimos, corteja, a cuatro patas. Aquí es donde se pondrá un poco picante, ¿vale?

Metiendo los dedos de los pies hacia abajo, quiero que comiences con un pequeño levantamiento. Ombligo hacia atrás, hacia arriba, hacia la columna. Bien. Respirar. Bien, desde aquí, baje las caderas, haga abdominales y cruce en otra dirección. Increíble trabajo. Vamos. Este es tu último pequeño empujón ahora. Sigue profundizando. Último ejercicio. Bien, a partir de ahí, entra en plancha completa.

Espera ahí. Inmersión de cadera, de lado a lado para terminar. 10 segundos. Eso es todo. Vamos. (el cronómetro suena) Un trabajo increíble. Dios mío, mi cintura y mi núcleo están en llamas.

¡Entrenamiento en casa para estómago delgado, glúteos redondos y piernas sexys (no se necesita equipo)!

Este es tu entrenamiento en casa de cintura ajustada de 6 minutos , sin necesidad de equipo. Quiero que hagas esto durante 12 días y cuéntame cómo te va en los comentarios a continuación. Ahora bien, esto no va a ser fácil. Te va a arder, pero vas a obtener los resultados más increíbles, increíbles. No olvides que esto es parte de tus 12 días completos. Reto LEANmas , y este es el día número 12, pero eso no significa que haya terminado.

Puedes repetirlo tantas veces como quieras. Esta es la guía completa aquí mismo que puede obtener en la aplicación LEAN de forma gratuita durante 7 días en nuestra prueba gratuita. Ahora, como es el último día, tenemos nuestro premio más grande.

No querrás perderte esto. Nos vemos en 6 minutos al final de este entrenamiento para saber cómo participar. Bien, entonces comenzamos con las manos juntas. Desde allí, quiero que suba completamente y gire en la parte superior. 30 segundos cada ejercicio. Usa tu respiración. Exhala mientras subes.

Inhala mientras bajas. (suena la alarma) Increíble, permanecer despierto y sentado. Retroceda hasta donde sienta que el núcleo se activa y simplemente girará de lado a lado. Es un pequeño movimiento. Manteniendo la mirada fija en las manos. Intente mantener esas rodillas tranquilas y quietas, con el ombligo hacia la columna.

Hombros relajados (suena la alarma) Increíble, relaja los hombros, las palmas hacia arriba. Estire la pierna derecha, la pierna izquierda y, si puede, ambas. (suena la alarma) Gran trabajo, ahora hasta acostarse. Ahora vamos a entrar en Pilates 100. Mesa de dos patas a 90 grados, pegue esos muslos y bombee hacia arriba y hacia abajo.

Mantenga el ombligo hacia la columna y la parte baja de la espalda plana. Apoye su cabeza si es necesario. (suena la alarma) Bien, desde aquí, estirarás la pierna hacia el suelo, la levantarás y la volverás a meter. Es como un ciclo inverso. Si le duele el cuello, apoye su cabeza. Y si todavía le duele, baje la cabeza.

(suena la alarma) Bien, cambiando al otro lado. Y si esto te parece demasiado, baja la pierna, ¿vale? Puedes hacerlo. Aquí no hay más de 90 grados. Respirar. (suena la alarma) Trabajo increíble, baja la cabeza. Ahora vas a sacar los brazos a los lados de tu cuerpo. Palmas hacia arriba. Ambas piernas están levantadas.

Pega los muslos juntos. Tienes un ligero giro hacia un lado y lo respiras de nuevo a neutral. Realmente, muy lento y controlado. Esto es Pilates, ¿vale? Estamos controlando esos movimientos. (alarma sonando) Increíble. A partir de aquí, mantén las piernas donde están. Mantenga la espalda baja plana. Golpee los dedos de los pies hacia abajo y vuelva a levantarlos.

Éste arde. No dejes que esa espalda baja pierda contacto con la colchoneta. Bien, si quieres hacerlo más difícil, sube. Intente golpear los pies más lejos del cuerpo. (suena la alarma) Bien, mantén esas piernas arriba, una sola pierna, toca hacia abajo y hacia arriba. Usa ese control de la respiración. Exhale, inhale. Exhale mientras golpea hacia abajo.

Inhala mientras bajas. Sigue mirando hacia adelante. Puedes hacerlo. (suena la alarma) Increíble, a partir de ahí, te acercas a tu lado. Te quiero en tu antebrazo. Vas a enderezar esa pierna, ¿vale? Sumérgete, haz abdominales. (Suena la alarma) A partir de ahí, quiero que te metas directamente en una tabla completa para mí.

Camine los pies hacia adentro y hacia afuera nuevamente. Mantén ese núcleo muy, muy apretado. Respirar. Ahora pasarás a la tabla del otro lado. (suena la alarma) Bien, date la vuelta, con la pierna doblada por debajo y la pierna superior estirada. A partir de ahí, haz abdominales y levanta. Oh, lo siento, sumérgete y haz crujidos, lo que te dará el ejercicio equivocado.

15 segundos. Debería poder hacer cuatro repeticiones más, esa es una. Son dos. (suena la alarma) Tres, uno más. Realmente crujiente, y lo logramos. Familia, lo destrozaste por completo. Estoy tan orgulloso de ti.

CINTURA MÁS PEQUEÑA y PERDER GRASA DEL VIENTRE en 14 Días | Entrenamiento en casa

El entrenamiento de hoy consistirá en esculpir una cintura pequeña y quemar grasa durante 10 minutos. Obtendrás resultados si haces esto todos los días. Asegúrese de comprometerse con dos semanas para saber quién está listo. ¡Hagámoslo! Comenzando acostados boca arriba. Piernas bonitas y anchas. Brazos abiertos, en una estrella. Crujiendo todo el cuerpo y extendiéndose hacia arriba. Tenemos 50 segundos encendidos, 10 segundos de recuperación.

¡Buen chico Teddy! ¡Increíble trabajo! Coloque sus manos en forma de diamante debajo de su espalda. Abdominales inversos, con una rotación. Luego estire las piernas. Tire de su núcleo hacia adentro agradable y apretado. Girar y triturar. Sube y siéntate. Extiende tus nalgas.

Vuelve a tu punto de mordida. Levanta las piernas. Ruleta rusa. Sobre tu espalda otra vez. Vamos a llegar hacia el tobillo izquierdo. Crujiendo, enderezándose y retrocediendo.

Crujiendo por todo el cuerpo. Así es como llegas a los oblicuos, que son los músculos de la cintura. Vas a igualarte ahora. ¡Tu curso debería estar en llamas! Comience con ese golpe a través de Fortalecer la pierna y luego alcance ese tobillo. Vamos chicos, realmente trabajando hasta la cintura aquí.

¡Lo estás destrozando! Levantando los brazos hacia arriba y por encima de la cabeza. Crea un enrollado completo. Toque las manos a los lados del cuerpo y hacia abajo. Vaya, buen trabajo. Extendiendo las nalgas. Vuelve a tu punto de mordida. Pase el cursor sobre la pierna izquierda. Yemas de los dedos derechos junto a la sien. Vamos a cruzar y enderezar.

Esto es realmente difícil. Si necesitas colocar esa mano detrás de ti, por supuesto que puedes, ¡pero no te detengas! Ya casi llegamos chicos. ¡Vamos hasta el final! Cinco segundos y luego cambiamos de bando. Tres dos uno. Cambiar. ¡Vamos! Déjalo aquí si lo necesitas. Vamos, realmente girando por todo el cuerpo. Vaya, está bien, acostado completamente.

¡Yo también lo siento! Siéntate con ponche. Bien, entonces vamos a subir hasta el final. Cruzamos, cruzamos y luego retrocedemos. Realmente rotando el cuerpo. Ahora mantén y golpea. Menos de 10 segundos. ¡Vamos! Plancha lateral ahora. Te quedan dos minutos de trabajo. Depende de ti, ya sea en el antebrazo o en la mano. Sube a una tabla lateral. ¡Agárrate muy bien y fuerte para mí! Trabaja esos hombros.

Apriete el núcleo con fuerza. Ahora pasa tu brazo por debajo. Luego deja caer la cadera. Asegurándote de seguir la mano con los ojos. ¡Sólido, bien hecho! Directo al otro lado. Puedes apoyarte en los antebrazos o en las manos. También puedes colocar un pie delante del otro o uno encima del otro. ¡Núcleo bonito y apretado! Respirar.

Cinco segundos y luego entraremos en el feed unders . Realmente gira el cuerpo, como si estuvieras tratando de pasarle algo a una persona imaginaria detrás de ti o a tu pequeño cachorro.

PILATES DE VIENTRE PLANO DE 10 MIN EN CASA / CINTURA PEQUEÑA (NO MÁS ANCHA) Y NÚCLEO / AMISTOSO PARA PRINCIPIANTES

Hola, el entrenamiento de hoy es Pilates abdominales y central de nueve minutos . ¿estás listo? Está bien, comencemos, inhala y exhala mientras giras hacia atrás y luego inhala nuevamente mientras avanzas. Inspira cinco veces y exhala cinco veces para evitar forzar el cuello y los hombros.

mantenga la parte inferior contra el piso, exhale mientras extiende la pierna y el brazo e inhale mientras regresa a la posición inicial, exhale en su camino hacia arriba en el giro abdominal e inhale en su camino hacia abajo hasta el inicio, este movimiento ayuda a desarrollar abdominales más fuertes.

aumenta la estabilidad y la fuerza derrite la grasa del abdomen y tonifica tu cuerpo exhala lentamente mientras levantas las caderas del suelo mientras mantienes la espalda recta e inhalas mientras regresas a la posición inicial oh, me tienes, exhala y levanta la pierna extendida hacia un lado luego inhale lentamente y deje que vuelva a bajar.

exhala y extiende el brazo derecho hacia adelante y la pierna izquierda hacia atrás manteniendo la espalda y la pelvis quietas y estables. Apunta a los abdominales, los muslos y los músculos centrales. Inhala, gira hacia un lado y exhala mientras extiendes la mano hacia la parte exterior del pie.

asegúrese de no doblar los hombros ni inclinar el cuello. Respire profundamente unas cuantas veces al comenzar y exhale lentamente y acuéstese boca arriba en el suelo con las piernas estiradas. Inhale, deje la escápula hacia abajo mientras levanta los brazos por encima de la cabeza. Exhale lentamente nuevamente y regrese a la posición inicial. Inhale lentamente y mantenga Tus abdominales y tu núcleo están comprometidos en todo momento.

oh sí, exhala y gira lentamente el torso para que puedas tocar con el codo la rodilla opuesta mientras sube cinco cuatro tres dos uno cambia de lado. Hola mis Fities ♥ ¡ ¡ya casi terminamos~!! ¡¡puedes hacerlo!! asegúrese de que sus caderas no caigan hacia el suelo y siga respirando.

inhala mientras extiendes y pateas la pierna hacia arriba, teniendo cuidado de no arquear la espalda. exhala llevas la rodilla hacia el codo 5,4,3,2,1 Hagamos el otro lado. Inhale lentamente, incline la pelvis hacia atrás, luego exhale, meta el hueso de la cola para la postura del gato. Este es el último movimiento para enfriarse . Estira hacia abajo mis Fities ♥ ¡¡Hiciste un trabajo maravilloso!! muchas gracias por trabajar conmigo

Adelgaza tu cintura sentado desde la comodidad de tu hogar

para ejercicios para reducir tu cintura si te suscribiste no olvides activar bien las notificaciones para no perder nada de mi video hola a todos bienvenidos a mi casa de una manera vamos a hacer una hermosa rutina más fácil de ejercitar o base para los ejercicios y no necesitarás demasiado espacio porque solo tienes que estar en esta posición y hacerlo conmigo después de esto Dean, realmente te recomiendo dinero, trabaja un calendario, puedes encontrarlo en excelente muestra física, tenemos tres. calendarios y yo

Realmente lo recomiendo porque vas a ver grandes resultados. Comencemos con esta rutina. Todos listos. Bien, vamos. Combinamos estos desafíos que consisten en cuatro ejercicios , cada uno de los cuales haremos durante 30 segundos y toda la rutina se completará en tres segundos. Empecemos. con su rutina primer ejercicio sentando las manos a los costados y tocando con los dedos lo más lejos posible aquí vamos eso es lo más lejos que puedas hacia atrás derecho tres dos uno hecho el segundo ejercicio

manteniendo la posición en cuclillas y con la mano derecha multiplicada por la espalda aquí vamos y eso es sin mover el resto de la aplicación casados, todos deben seguir dirigiendo la fuerza, sigan estirando la cabeza con ese cambio de manos, aquí vamos, todos se equivocan, no muevan lo que está detrás . Siente cómo te mueves cuando estamos bien hecho, tercer ejercicio.

en la misma posición brazos rectos uno hacia el frente Quiero ir al patio trasero sosteniendo uno giro 180 mueve los ojos tres dos uno

Ya terminamos, ¿cómo estás genial para la cintura? Entonces pasemos al segundo set. Ponte en posición, primero ejercita las manos a los lados y toca con los dedos lo más que puedas. Aquí vamos, eso es lo más lejos que puedas. Tres, dos, uno, listo, di bien . ejercicio manteniendo la posición en cuclillas y con la mano derecha jadea la espalda aquí aquí que es sin mover el resto de

el cuerpo, todo el mundo debería seguir recto sigue estirando la cabeza con ese cambio de manos aquí vamos, proporcioné el frente, no, eso está detrás, siente cómo te estás moviendo, un líder hizo el tercer ejercicio en la misma posición, brazos rectos, uno hacia el del frente al patio trasero por una vuelta 180

vayamos al tercer set, está bien, entonces aquí vamos primero, ejercitamos las manos a los lados y tocamos con los dedos lo más lejos posible, aquí vamos, eso es lo más lejos que puedas, hacia atrás, recto, tres, dos, uno, ejercicio enfermizo hecho, mantén la posición en cuclillas y la mano derecha. pasar la parte de atrás por aquí que es sin mover el resto del cuerpo

todo el mundo debería seguir recto sigue estirando la cabeza con ese cambio de manos aquí vamos, vamos, te lo proporcioné, confronta, no lo muevas, eso está detrás, siente cómo te mueves, ¿por qué no lo hacemos? Está bien hecho tercer ejercicio en la misma posición con los brazos recto al frente quiero al patio trasero una vuelta 180

felicidades por haberlo completado ya estas listo veras que si trabajas espero que hayas disfrutado con esta rutina y también canal para que

que tengas una hermosa semana y nos vemos aquí la próxima ahora sigue entrenando con más ejercicios y si te gustan mis videos compártelos con tus familiares y amigos quiero que juntos creemos más impacto y que las personas se cuiden más nos combinamos

ENTRENAMIENTO DE ABS DE PIE DE 10 MIN | Obtenga líneas abdominales y cintura delgada

Muchos de ustedes pidieron otro entrenamiento de pie desde el último que hice, que fue hace más de dos años. Así que pensé que finalmente era hora de crear uno nuevo e incluso mejor. Estos ejercicios de pie apuntarán a nuestros abdominales desde todos los ángulos y esculpirán nuestra cintura. Todos son aptos para el cuello y la espalda y no necesitan equipo, ni siquiera una estera de yoga.

Y si estás listo para el entrenamiento, ¡vamos! 10 ejercicios con un bono al final, si quieres un desafío extra. El primer ejercicio es Ab Bend. Contrae el abdomen, inclínate hacia un lado y trabaja los abdominales laterales. Apriétalo con fuerza para volver a levantar el torso. Cambie de lado despúes de 30 segundos ¡Tres, dos, uno! ¡Cambie! Sea muy consciente de utilizar realmente sus abdominales para todo el movimiento en estos ejercicios de abdominales de pie.

¡Conexión mente-cuerpo! El segundo es Torso Twist Gire hacia un lado, sintiendo un estiramiento a lo largo del costado de su abdomen, luego trabaje sus abdominales laterales. Aprieta con fuerza, succiona el abdomen para girar el torso hacia el centro. Asegúrate de estar trabajando en el área correcta.

Marcará una gran diferencia en la eficacia de estos ejercicios. El tercero es levantar la rodilla, torcer los dedos de los pies, trabajar los abdominales inferiores para levantar una rodilla, apretar los abdominales laterales para girar el torso hacia el lado de la rodilla levantada. Luego, estirar la pierna hacia arriba mientras contraes los abdominales, tocar los dedos de los pies, cambiar de lado después de 30 segundos. Tres

dos un interruptor Siguiente corte de lado a lado Ejercicio corte hacia abajo mientras succiona el abdomen y contrae los abdominales Dibuja un gran semicírculo con los brazos y alcanza la parte superior del otro lado sintiendo un estiramiento en los abdominales lados alternos Estoy aquí sola y me gusta, baby

Foreign Oh Quinta crisis lateral para celebrar la celebración tardía de la carrera celebrar celebrar celebrar Ejercicio Aprieta los abdominales laterales, lleva el codo y la rodilla a tocarse a un lado Luego aprieta esos abdominales nuevamente mientras levantas la pierna estirada cambia de pierna después de 30 segundos Tres, dos, uno cambia Estamos a la mitad del sexto en bicicleta celebrar celebrar celebrar

Haz ejercicio para hacer abdominales como si alguien te golpeara en el vientre, lo estás haciendo muy bien. Sigan con el buen trabajo. El séptimo es el pastel delantero.

Haga ejercicio aquí Nos enfocamos en nuestros abdominales inferiores trabajando para llevar nuestra pierna hacia el frente para cada pastel, apriete los abdominales cuando patee, cambie de lado en 30 segundos, tres, dos, un interruptor, necesito mantener la cabeza fría, no lo mantenga .

Ejercite el núcleo apretado, apriete los abdominales laterales mientras gira de un lado a otro de manera lenta y controlada . Nos movemos a través de la noche como si fuéramos de una estrella diferente volando por todas las calles y nuestros corazones rotos, pero ni siquiera pueden tocarnos. Encontramos un paraíso diferente. Nadie nos va a sujetar. Un buen levantamiento de rodillas hacia atrás.

Ejercite la pierna hacia atrás con los brazos hacia arriba para que su cuerpo esté en línea recta. Mantenga apretado el núcleo para mantener el equilibrio. Luego use los abdominales inferiores para levantar la rodilla hacia el frente mientras se levanta. Continúe de lado durante 30 segundos y cambie Tres dos un interruptor Ya casi llegamos , muchachos, no vinieron hasta aquí para dejar de fumar ahora.

Aguanta ahí El ejercicio final es el ejercicio en cuclillas con abdominales laterales. El ejercicio se lame bien en posición de sentadilla sumo. Doble el torso hacia un lado. Apriete los abdominales laterales y vuelva al centro en lados alternos. A punto de irse. Siente el ardor no solo en los abdominales laterales aquí sino también en los nuestros. muslos sin dolor no hay ganancia muchachos casi llegamos Y listo, pero si aún quieres más aquí tienes una bonificación extra para tu salto lateral

Haz ejercicio para girar el torso trabajando los abdominales laterales y la cuerda en cada vuelta. Recuerda que el cardio también es muy importante para que nuestros abdominales sean visibles. Vamos a aplastar esto hasta la meta. Gratis. Estoy muy orgulloso de ti. Si todavía estás aquí conmigo da lo mejor de ti porque eres el mejor Que logro recuerda el éxito es para aquellos que están dispuestos a trabajar duro ten paciencia y nunca te rindas

- ¡12 cm en 6 días! ¡VIENTO PLANO en sólo 5 minutos! sin grasa abdominal

Hola, chicos. Si tú también quieres tener una barriga así, escúchame atentamente. Hoy intentaré hablar lo menos posible. Sé desde hace mucho tiempo cómo conservar esa barriga, cómo conseguirla y todo lo que concierne a esta hermosa barriga. Hoy te contaré y te mostraré los ejercicios más efectivos que te ayudarán al 100 por ciento ya que ya terminé con esta barriga Con su barriga rayada y hermosa, hace mucho, mucho tiempo así que sé cómo cuidarlo.

Ya se que hacer con él para que no se escape al día siguiente y con todo esto no hago dieta todos los días como entre 1600 y 2000 gasto cuando mi rango es mejor así. Si antes pensabas que esto no es realista de lograr, entonces conozco todos tus mitos porque realmente funciona . He logrado que no lo apoye de manera adecuada hasta el día de hoy.

Los ejercicios más efectivos que veremos hoy, hazlos más tarde. Realmente funcionan y los recomiendo. Estos ejercicios se realizan por la mañana nada más despertarse. con el estómago vacío en lugar de cargar, puedes simplemente en la cama hacer estos ejercicios, porque los ejercicios que hacemos en el piso debido a lo que haces y en la cama no cambian la fuerza, solo llévalo a cabo, ten en cuenta que si Haga estos ejercicios todos los días, luego perderá grasa a partir de ahí de todos modos al 100 por ciento.

Lo más importante es esperar, si de repente tienes 5 días, como a mí me llevó 12 centímetros, no pasa nada. Todos somos diferentes De diferentes maneras, unos 12 cm no pasarán al día siguiente simplemente todos somos diferentes . . De qué se tratan estos ejercicios, los más efectivos que solo se pueden recordar para que estés en la parte inferior el abdomen esté plano y sin grasa para que luzca bien.

En el relieve y en la parte inferior del abdomen había una capa de grasa de menos de 4 centímetros. Se supone que 4 centímetros o menos se considera la norma. No sé a quién se le ocurrió esto, pero hago esta norma. Gracias a Dios estoy dentro. Y tú también me dejarás. Lo más importante es la regularidad. Ya he dicho que si practicas todos los días durante 10 a 5 minutos, no importa qué ejercicios hagas regularmente todos los días para dedicarle tiempo a la atención.

Para lograr ese cuerpo te respondo en casa capas. Es fácil, porque eso lo he logrado y comparto mis secretos contigo. En cuanto a la nutrición, lamentablemente ustedes no tendrán éxito, hay pasteles, hamburguesas y todo, todo. todo claro que puedo hacerlo. Sólo puedes comerlos. Estas enormes calorías abarrotan su norma y la norma de calorías.

persona sana de 1500 a 2000. En algún lugar más menos no lo sé exactamente y para que lo entiendas, se parece más o menos a esto. Y esta es tu norma diaria, y esta es la hora: esto es con té para beber, así que si quieres un cuerpo hermoso y saludable sin acné, por cierto, el acné te dejará, si de repente rechazas los dulces, harinosos y fritos.

Y todo esto es ahora, simplemente tómalo y quítalo de tu dieta con corteza frita, carne frita, si no lo haces. Al final el horno, cual es el problema no lo entiendo. Se puede asar sin una gota de grasa, porque no puedo descartar la grasa. finalmente harina y ves que la gula de los productos de harina no te aporta nada, simplemente se hacen un nudo en el estómago, todo no sirve para nada y nada sé sobre la existencia de cereales valiosos.

solo se pueden consumir no más de 1 rebanada por día y preferiblemente en pérdidas, pero no necesitas más, y finalmente elimina el azúcar porque no hay azúcar útil que no tenga ningún efecto en nosotros si conoces el significado de reforzar azúcar, luego me escribe en estos comentarios porque personalmente no veo nada más que el hecho de que solo queríamos sacar a relucir este sabor literalmente durante 3 segundos con sueños y el resto solo está con nosotros, así que saque conclusiones, ya me he rendido. azúcar hace una semana y generalmente lo incluí en mi dieta y

Maldita sea, está bien , aguantaré y estoy bien si te niegas a consumir azúcar solo por una semana, después de este tiempo ni siquiera podrás imaginar lo delicioso que es el kiwi con una naranja en general, espero que entiendas lo que digo. Estoy hablando de que el secreto de este vientre plano es la regularidad y la comida social, comida sana que te ayuda a llevar una vida que te proporciona todos los elementos útiles que solo podemos tomar de la comida y, por lo tanto, no descuides lo que ves, es real. Es importante que respecto a nuestra formación, realices

estos ejercicios se deben a los músculos de la prensa, así que esfuerza tu cerebro y piensa como una prensa mientras haces estos ejercicios, por favor, presta atención a la parte inferior del abdomen para ponerla en funcionamiento al 100 por ciento que necesitas. piensen en los niños con el abdomen para poder realizar el ejercicio luego para esos musculos y les aseguro que festín de por medio tendrán un vientre plano y una cintura de 60 centímetros mucha suerte a ustedes en el entrenamiento, les creo. Pero todo este entrenamiento duró solo 5 minutos, y mi estómago realmente arde y honestamente

Cintura delgada de 7 días + vientre plano //Vientre gordo rebelde

arriba siguiente círculos de brazos en cinco cuatro tres dos uno vamos uno dos tres 4 5 6 7 8 9 10 11 12. arriba siguientes rotaciones del cuerpo en cinco cuatro tres dos uno vamos uno dos tres cuatro cinco seis siete ocho nueve diez once doce arriba al lado se dobla en cinco cuatro tres

dos uno va uno dos tres cuatro cinco seis siete 8 9 10 11 12. arriba siguiente rotación del torso en cinco cuatro tres dos uno va uno dos tres cuatro cinco seis

siete ocho nueve 10 11 12. arriba siguiente rodillas altas en cinco cuatro tres dos uno vamos uno dos tres cuatro 5 6 7 8 9 10 11 12 tiempo de descanso oh

oh, hasta el siguiente saltos lentos en cinco cuatro tres dos uno vamos uno dos tres cuatro cinco seis siete 8 9 10 11 12 13 14 15 16 17 18 19 20 21 22 23 24 25 26 27 28 29 30 tiempo de descanso arriba siguiente alcance elevado en cinco cuatro tres dos uno ir uno dos tres cuatro cinco seis siete ocho nueve diez once doce 13 14 15 16 17 18

19 20 tiempo de descanso hasta el siguiente saltos lentos en tijera en cinco cuatro tres dos uno vamos uno dos tres cuatro 5 6 7 8 9 10 11 12 13 14 15 16 17 18

19 20 21 22 23 24 25 26 27 28 29 30 tiempo de descanso arriba siguiente alcance por encima de la cabeza en cinco cuatro tres dos 1 ida 1 2 3 4 5 6 7 8 9

10 11 12 13 14 15 16 17 18 19 20 tiempo de descanso arriba siguiente extensiones del cuerpo en cinco cuatro tres dos uno vamos uno dos tres cuatro cinco seis siete ocho nueve

diez once 12 13 14 15 16 17 18 19 20 tiempo de descanso así que hasta el próximo alpinista lento en cinco cuatro tres dos uno vamos uno dos tres cuatro cinco seis

siete ocho nueve diez tiempo de descanso hasta las siguientes extensiones del cuerpo en cinco cuatro tres dos uno vamos uno dos tres cuatro cinco seis siete ocho nueve diez once 12 13 14 15

16 17 18 19 20 tiempo de descanso arriba siguiente alpinista lento en cinco cuatro tres dos uno ir uno dos tres cuatro cinco seis siete ocho nueve diez tiempo de descanso

hasta la siguiente diagonal abdominales en cinco cuatro tres dos uno vamos uno dos tres cuatro

cinco seis siete ocho nueve diez once doce 13 14 15 16 17 18 19 20 tiempo de descanso hasta la siguiente diagonal abdominales en cinco cuatro tres

dos uno va uno dos tres cuatro cinco seis siete 8 9 10 11 12 13 14 15. 16 17 18 19 20 tiempo de descanso hasta siguiente abdominales diagonales

en cinco cuatro tres dos uno vamos uno dos tres cuatro cinco seis siete ocho nueve 10 11 12 13 14 15 16 17 18 19 20 tiempo de descanso arriba siguiente abdominales diagonales

en cinco cuatro tres dos uno va uno dos tres cuatro cinco seis siete ocho nueve diez once doce 13 14 15 16 17 18 19 20 tiempo de descanso arriba siguiente patadas de pierna adentro cinco cuatro tres dos uno vamos uno dos tres cuatro cinco seis 7 8 9 10 11 12 13 14 15 16 17 18 19 20 21 22 23 24 25 26 27 28 29 30 tiempo de descanso

hasta la siguiente carrera en el lugar en cinco cuatro tres dos uno vamos dos cuatro seis ocho diez doce catorce 16 18 20 tiempo de descanso siguiente patadas con las piernas en cinco cuatro tres

dos uno va uno dos tres cuatro cinco seis siete 8 9 10 11 12 13 14 15 16 17 18 19 20 21 22 23 24 25 26 27 28 29 30 tiempo de descanso siguiente carrera en el lugar

en cinco cuatro tres dos uno vamos dos cuatro seis ocho diez doce catorce dieciséis 18 20 tiempo de descanso siguiente golpes de rodilla altos a la izquierda

en cinco cuatro tres dos uno vamos uno dos tres cuatro cinco seis siete ocho nueve diez tiempo de descanso extranjero hasta el siguiente golpe de rodilla alto justo en cinco cuatro tres dos uno vamos uno dos tres

cuatro cinco seis siete ocho nueve diez tiempo de descanso arriba siguiente golpes de rodilla altos a la izquierda en cinco cuatro tres dos uno vamos uno dos tres cuatro cinco seis siete ocho nueve diez tiempo de descanso

hmm, arriba, los siguientes cortes de rodilla altos justo en cinco cuatro tres dos uno vamos uno dos tres cuatro cinco seis siete ocho nueve diez tiempo de descanso

extranjero hasta el siguiente abdominales inversos en cinco cuatro tres dos uno vamos uno dos tres cuatro cinco seis siete ocho nueve diez tiempo de descanso entonces

arriba siguiente v arriba en cinco cuatro tres dos uno vamos uno dos tres cuatro cinco seis siete ocho nueve diez tiempo de descanso

hasta los siguientes abdominales inversos en cinco cuatro tres dos uno vamos uno dos tres cuatro cinco tú

Reto de pérdida de peso de 14 días: rutina de ejercicios en casa

calentamiento a continuación hola a mí Jax en cinco cuatro tres dos uno vamos uno dos tres cuatro cinco seis siete ocho nueve diez once doce arriba siguiente curvas laterales en cinco cuatro tres dos uno vamos uno dos tres cuatro cinco seis siete ocho nueve diez once doce hasta el siguiente vuelta atrás en cinco cuatro tres

dos uno vamos uno dos tres cuatro cinco seis siete ocho nueve diez once doce comencemos el entrenamiento siguiente paso atrás jotas en cinco cuatro tres dos uno vamos uno dos tres cuatro cinco seis siete ocho nueve 10 11 12 13 14 15 16 17 18 19 20 tiempo de descanso hasta los próximos burpees lentos en cinco

cuatro tres dos uno vamos uno dos 3/4 cinco seis siete ocho 9 diez 1112

salto en cinco cuatro tres dos uno 1 2 3 4 5 6 7 8 9 10 1 2 3 4 5 6 7 8 9 20 1 2 3 4 5 6 7 8 9 xxx tiempo de descanso

arriba siguiente círculos laterales del brazo en cinco cuatro tres dos uno vamos uno dos tres cuatro cinco seis siete ocho nueve 10 11 12 13 14 15 16 17 18 19 20 tiempo de descanso arriba cuellos corriendo en el lugar en 5 4 3 2 1 ir 2 4 6 8 10 12 14 16 18 20 22

24 26 28 30 32 34 36 38 40 tiempo de descanso siguiente sentadilla y patada cinco cuatro tres dos uno vamos uno dos tres por cinco seis 7 8 9 10 11 12 tiempo de descanso

arriba siguiente paso lateral llegar en cinco cuatro tres dos uno ir uno dos tres cuatro cinco seis siete ocho nueve 10 11 12 13 14 15 16:17

18:19 20 tiempo de descanso hasta la siguiente tabla en cinco cuatro tres dos uno va 1 2 3 4 5 6 7 8 9 10 1 2 3 4 5 6 7 8 9 20 tiempo de descanso hasta la siguiente tabla en cinco cuatro tres dos uno

ir uno dos tres cuatro cinco seis siete ocho nueve 10 11 12 13 14 15 descanso tiempo arriba siguiente swing atrás en cinco cuatro tres dos uno ir uno dos tres cuatro

cinco seis siete ocho nueve 10 11 12 13 14 15 16 17 18 19 20 tiempo de respiración arriba siguiente flexiones de rodilla en cinco cuatro tres dos uno ir uno dos

tres cuatro cinco seis siete ocho tiempo de descanso arriba siguiente fondos de tríceps en 5 4 3 2 1 ir 1 2 3 4 5 6 7 8 9 10 11 12 13 14 15 tiempo de descanso hasta la próxima reunión abdominales en cinco cuatro tres dos uno vamos uno dos tres cuatro cinco seis siete ocho nueve diez once doce trae el ritmo de vuelta trece catorce quince tiempo de descanso

hasta la siguiente entrada de luz 5 4 3 2 1 ir 1 2 3 cuatro cinco seis 7 8 9 10 11 12 tiempo de descanso

hasta los siguientes burpees lentos en cinco cuatro tres dos uno vamos uno dos tres cuatro cinco seis siete ocho 9 diez once 12

tiempo de descanso hasta el siguiente salto en cinco cuatro tres dos uno va 1 2 3 4 5 6 7 8 9 10 1 2 3 4 5 6 7 8 9 20 1 2 3 4 5 6 7 8 9 xxx tiempo de descanso

hasta la siguiente carrera en el lugar en 5 4 3 2 1 ir 2 4 6 8 10 12 14 16 18 20 22 24 26 28 30 32 34 36 38 40 tiempo de descanso

hasta el siguiente alpinista en cinco cuatro tres dos uno ida uno dos tres cuatro cinco seis siete ocho nueve 10 11 12 13 14 15 16 17 18 19 20 21 22 23 24 25 tiempo de descanso hasta los próximos saltos de esquí en 5 4 3 2 1 ir 1 2 3 4 5 6 7 8 9 10 11 12 13 14 15 16 17 18 19

20 has completado con éxito el entrenamiento, buen trabajo.

Pérdida de peso en media hora: entrenamiento en casa de 30 minutos para quemar grasa

Calentar las siguientes curvas laterales en cinco cuatro tres dos uno ir uno dos 3 4 5 6 7 8 9 10 11 12. arriba siguiente giro alto de rodilla en cinco cuatro tres dos uno ir uno dos tres cuatro cinco seis siete ocho nueve

diez once doce arriba los siguientes círculos con los brazos en cinco cuatro tres dos uno vamos uno dos tres cuatro cinco seis siete ocho nueve diez once doce trece catorce quinto comencemos el entrenamiento equipo hasta las siguientes sentadillas en cinco cuatro tres dos uno vamos uno dos tres cuatro cinco seis Siete

ocho nueve diez siguiente giro ruso en cinco cuatro tres dos uno vamos uno dos tres cuatro cinco seis siete ocho nueve diez once doce tiempo de descanso hasta los próximos saltos de esquí en cinco cuatro tres dos uno vamos uno dos

tres cuatro cinco seis siete ocho 9 10 11 12 13 14 15 16 17 18 19 20. arriba siguiente toques de talón en cinco cuatro tres dos uno vamos uno dos 3 4 5 6 7 8 9 10 11 12 13 14 15 16 17 18 tiempo de descanso

hasta el siguiente saltos de tijera en cinco cuatro tres dos uno vamos uno dos tres cuatro cinco seis siete ocho nueve diez 1 2 3 4 5 6 7 8 9 20 1 2 3 4 cinco seis siete ocho nueve treinta hasta el siguiente corriendo en el lugar en cinco cuatro tres dos uno van 2 4 6 8 10 12 14 16 18 20 22

24 26 28 30 32 34 36 38 40 tiempo de descanso siguiente patada de burro adentro cinco cuatro tres dos uno vamos uno dos tres cuatro cinco seis siete ocho nueve diez once

doce trece catorce hasta las siguientes flexiones de rodillas en cinco cuatro tres dos uno vamos uno dos tres cuatro cinco seis siete ocho tiempo de descanso hasta las siguientes elevaciones laterales de piernas en cinco cuatro

tres dos uno va uno dos tres cuatro cinco seis siete ocho nueve diez once doce trece catorce hasta el siguiente alcance en cinco cuatro tres dos uno va uno dos tres cuatro cinco seis siete ocho nueve 10 11 12 13 14 15 tiempo de descanso

hasta el siguiente puente en cinco cuatro tres dos uno vamos uno dos tres cuatro cinco seis siete ocho nueve 10 11 12 13 14 15. hasta el siguiente fondos de tríceps en cinco cuatro tres dos uno vamos uno dos tres cuatro cinco seis siete ocho

nueve diez once doce trece 14 15 tiempo de descanso arriba siguiente alpinista en cinco cuatro tres dos uno ida uno dos tres cuatro cinco seis siete ocho nueve 10 11 12 13 14 15 16 17 18 19 20. arriba siguiente tablones

en cinco cuatro tres dos uno vamos uno dos tres cuatro cinco seis siete ocho nueve diez uno dos tres cuatro cinco tiempo de descanso hasta los siguientes burpees en cinco cuatro tres dos uno vamos uno dos tres cuatro cinco

seis siete ocho tiempo de descanso hasta las siguientes sentadillas en cinco cuatro tres dos uno ir uno dos tres cuatro cinco seis siete ocho nueve diez

hasta el siguiente giro ruso en cinco cuatro tres dos uno va uno dos tres cuatro cinco seis siete ocho nueve 10 11 12 tiempo de descanso hasta los próximos saltos de esquí en cinco cuatro tres dos uno va uno dos tres cuatro cinco seis siete

ocho nueve 10 11 12 13 14 15 16 17 18 19 20. arriba siguiente toques de talón en cinco cuatro tres dos uno vamos uno dos tres cuatro 5 6 7 8 9 10 11 12 13 14 15 16 17 18 tiempo siguiente

saltos en cinco cuatro tres dos uno vamos uno dos tres cuatro cinco seis siete ocho nueve diez uno dos tres cuatro cinco seis siete ocho nueve veintiuno dos tres cuatro cinco seis siete ocho nueve treinta hasta el siguiente corriendo en el lugar en cinco cuatro tres dos uno ir 2 4 6 8 10 12 14 16 18 20 22

24 26 28 30 32 34 36 38 40 tiempo de descanso arriba siguiente patada de burro adentro cinco cuatro tres dos uno vamos uno dos tres cuatro cinco seis siete 8 9 10 11

12 13 14 arriba siguientes flexiones de rodilla en cinco cuatro tres dos uno ir uno dos tres cuatro cinco seis siete ocho tiempo de descanso arriba siguientes elevaciones laterales de pierna en cinco cuatro tres

dos uno va uno dos tres cuatro cinco seis siete ocho nueve diez once doce 13 14 hasta el siguiente alcance en cinco cuatro tres dos uno va uno dos tres cuatro cinco seis siete ocho nueve diez 11 12 13 14 15 tiempo de descanso

hasta el siguiente puente en cinco cuatro tres dos uno vamos uno dos tres cuatro cinco seis siete ocho nueve diez 11 12 13 14 15. hasta el siguiente fondos de tríceps en cinco cuatro tres dos uno vamos uno dos tres cuatro cinco

6 7 8 9 10 11 12 13 14 15 tiempo de descanso arriba siguiente alpinista en cinco cuatro tres 2 1 ir 1 2 3 4 5 6 7 8 9 10 11 12 13 14 15 16 17 18 19 20. hasta el siguiente

tablones en cinco cuatro tres dos uno vamos uno dos tres cuatro cinco seis siete ocho nueve diez uno dos tres cuatro cinco seis siete ocho tiempo de descanso hasta los siguientes burpees en cinco cuatro tres dos uno vamos uno dos tres

cuatro cinco seis siete ocho tiempo de descanso hasta la siguiente boca de incendio en cinco cuatro tres dos uno vamos uno dos tres cuatro

cinco seis siete ocho nueve diez once doce 13 14 15 16 17 18 19. 20. arriba siguiente arriba abajo abajo en cinco cuatro tres dos uno ir uno dos tres cuatro cinco seis siete ocho tiempo de descanso saltos en cinco cuatro tres dos uno van uno dos tres cuatro cinco seis siete 8 9 10 1 2 3 4 5 6 7 8 9 20 1 2 3 4 5 6 7 8 9 30 tiempo de descanso

hasta la siguiente carrera en el lugar en cinco cuatro tres dos uno va dos cuatro seis ocho diez 12 14 16 18 20 22 24 26 28 30 tiempo de descanso hasta el siguiente saltos de tijera en cinco cuatro tres dos uno va uno dos tres

cuatro cinco seis siete ocho nueve diez uno dos tres cuatro 5 6 7 8 9 20 1 2 3 4 5 6 7 8 9 30 tiempo de descanso hasta la siguiente carrera en el lugar en cinco cuatro 3 2 1 ir 2 4 6 8

10 12 14 16 18 20 22 24 26 28 30 tiempo de descanso yo hasta el siguiente salto oblicuo giro en cinco cuatro tres dos uno vamos dos cuatro seis ocho 10 12

14. hasta el siguiente giro alto de rodilla en cinco cuatro tres dos uno adelante uno ocho tiempo de descanso hasta el siguiente doblez lateral

en cinco cuatro tres dos uno vamos uno dos tres cuatro cinco seis siete 8 9 10 11 12. arriba siguiente atrás vueltas en cinco cuatro tres dos uno vamos uno dos tres cuatro cinco seis siete ocho nueve diez once

Has completado con éxito el entrenamiento. Buen trabajo.

Pierda 5 kg en 10 días: entrenamiento para bajar de peso en casa

arriba siguientes cruces de brazos en 5 4 3 2 1 ir 1 2 3 4 5 6 7 8 9 10 11 12 13 14 16 17 18 19 20 21 22 23 24 25 26 27 28 29 30 tiempo de descanso

hasta el siguiente giro de cadera en 5 4 3 2 1 ir 1 2 3 4 5 6 7 8 9 10 11 12 13 14 15 16 17 18 19 20 21 22 23 24 25 26 27 28 29 30 descanso tiempo hasta el siguiente salto de tijera en 5 4 3 2 1 ir 1 2 3 4 5 6 7 8 9 10 1 2 3 4 5 6 7 8 9 20 1 2 3 4 5 6 7 8 9 30 tiempo de descanso

hasta los siguientes burpees lentos en cinco cuatro tres dos uno vamos uno dos tres cuatro cinco seis siete ocho 9 diez 11:12 tiempo de descanso

siguiente o saltar 5 4 3 2 1 ir 1 2 3 4 5 6 7 8 9 10 11 12 tiempo de descanso

los próximos bloqueos en cinco cuatro tres dos uno vamos uno dos tres cuatro cinco

seis siete ocho nueve diez once doce tiempo de descanso

hasta la siguiente tabla en 5 4 3 2 1 ir 1 2 3 4 5 6 7 8 9 10 11 12 13 14 15 16 17 18 19 20 tiempo de descanso

siguiente sentadilla y patada 5 4 3 2 1 ir 1 2 3 4 5 6 7 8 9 10 11 12 13 14 15 16 17 18 19 20 tiempo de descanso hasta los siguientes golpes 5 4 3 2 1 ir 1 2 3 4 5 6 7 8 9 10 11 12 13 14 15 16 17 18 19 20

tiempo de descanso arriba siguiente círculos laterales del brazo en cinco cuatro tres dos uno ir uno dos tres cuatro cinco seis siete ocho nueve 10 11 12 13 14 15 16 17 18 19 20 21 22 23 24 25 26 27 28

29 30 tiempo de descanso arriba siguientes extensiones del cuerpo en cinco cuatro tres dos uno ir uno dos tres cuatro cinco seis siete ocho nueve 10 11 12 13 14 15 16 17 18 19 20 tiempo de descanso arriba cuellos cruces de brazos

en cinco cuatro tres dos uno va uno dos tres cuatro cinco seis siete ocho nueve 10 11 12 13 14 15 16 17 18 19 20 21 22 23 24 25 26 27 28 29 30 tiempo de descanso hasta el siguiente giro de cadera en 5 4 3 2 1 va 1 2 3

4 5 6 7 8 9 10 11 12 13 14 15 16 17 18 19 20 21 22 23 24 25 26 27 28 29 30 tiempo de descanso

hasta el siguiente salto de tijera en 5 4 3 2 1 go 1 2 3 4 5 6 7 8 9 10 1 2 3 4 5 6 7 8 9 20 1 2 3 4 5 6 7 8 9 30 tiempo de descanso hasta el siguiente burpees lentos en cinco cuatro tres dos uno va uno dos tres cuatro cinco seis siete ocho 9 diez 11:12 tiempo de descanso

siguiente o saltar 5 4 3 2 1 ir 1 2 3 4 5 6 7 8 9 10 11 12 tiempo de descanso

arriba siguiente caminar abajo en cinco cuatro tres dos uno ir uno a tres cuatro cinco seis siete

ocho 9 diez once doce tiempo de descanso

hasta la siguiente tabla en cinco cuatro tres dos uno ir uno dos tres cuatro cinco seis 7 8 9 10 11 12 13 14 15 16 17 18 19 20 tiempo de descanso

siguiente sentadilla y patada cinco cuatro tres dos uno vamos uno dos tres cuatro cinco seis siete ocho nueve diez 11 12 13 14 15 16 17 18 19 20 tiempo de descanso

hasta el siguiente golpes en 5 4 3 2 1 ir 1 2 3 4 5 6 7 8 9 10 11 12 13 14 15 16 17 18 19 20 tiempo de descanso hasta el siguiente círculos laterales del brazo en 5 4 3 2 1 go 1 2 3 4 5 6 7 8 9 10 11 12 13 14 15 16 17 18 19 20 21 22 23 24 25 26 27 28 29 30 tiempo de descanso

hasta las siguientes extensiones corporales en 5 4 3 2 1 ir 1 2 3 4 5 6 7 8 9 10 11 12 13 14 15 16 17 18 19 20 has completado con éxito todos los ejercicios buen trabajo por favor comparte este video de entrenamiento con las personas que creas que debería haz este ejercicio también

Pérdida de peso en 30 minutos: entrenamiento sin equipo para quemar grasa

¿Sabes qué pasa? Abdominoplastia, bienvenido al día uno de diez de mi desafío de transformación corporal de 10 días. Hoy te voy a someter a un entrenamiento de cuerpo completo, este entrenamiento es apto para principiantes, así que si te sientes muy nervioso con él y te gusta. Este entrenamiento es demasiado fácil para ti. Asegúrate de repetir este video al menos dos veces. Entonces, ¿cómo haremos este entrenamiento? Voy a comenzar con un calentamiento rápido. Tendremos tres rondas de nuestro entrenamiento rápido. Calentamiento y luego iremos directamente al entrenamiento.

nuestro entrenamiento tiene 12 movimientos, vamos a realizar 45 segundos con 15 segundos de descanso, como dije, si tu nivel de condición física está aquí, comienza el tercero, es solo el primer día, así que si tu nivel de condición física está aquí, asegúrate de repetir este video al menos dos veces. Así que sin más preámbulos, vayamos directamente a este video. Vamos a comenzar con algunos círculos con los brazos, damas y caballeros, así que solo necesito algunos brazos grandes hacia el frente y luego, por supuesto, vamos a llevar brazos grandes hacia atrás y. Tengo dos movimientos más para ti, comencemos, tenemos diez de

cada uno en tres dos uno vamos uno dos tres ahí vamos cuatro círculos grandes cinco seis círculo grande siete ocho ajá nueve diez atrás vamos uno atrás dos atrás tres cuatro cinco seis siete ocho vamos nueve diez buen trabajo, hagamos algunos giros de espalda vamos cinco cuatro tres dos uno vamos a trabajar ustedes uno ajá dos Giro tres giro cuatro caderas cuatro cinco seis ves que mis caderas se mueven siete mi espalda se mueve ocho

nueve diez buen trabajo ahora tenemos algunos pasos laterales vamos a escuchar cinco cuatro tres dos uno vamos uno ajá dos tres cuatro cinco seis siete ocho vamos nueve diez buen trabajo tenemos dos rondas más cinco tu ritmo cardíaco debería mejorar de estar en este momento cuatrotres dos vamos uno dos tres cuatro cinco ahí vamos seis siete ocho nueve diez lo retiramos vamos vamos uno

dos círculos grandes tres cinco seis siete ocho nueve diez giros hacia atrás tres dos uno vamos uno dos tres ajá cuatro caderas cuatro cinco seis siete ocho nueve diez tres dos uno vamos uno dos tres cuatro cinco seis siete ocho nueve diez buen trabajo Tengo una ronda más de este calentamiento cinco cuatro tres dos uno vamos uno dos tres círculos con los brazos cuatro cinco

seis siete ocho nueve diez retíralo tres dos uno vamos uno dos tres cuatro cinco seis siete ocho nueve diez tres dos uno vamos uno no muevas esas caderas dos bien cuatro cinco seis siete ocho nueve diez buen trabajo, tenemos nuestros Hoppers y estamos entrando en el entrenamiento cinco cuatro tres dos uno vamos uno dos vamos ustedes tres vamos cuatro trabajemos cinco seis siete ocho nueve

diez buen trabajo ahora vamos a hacer es entrenar déjame configurar mi cronómetro tenemos 45 segundos en 15 segundos recuperando dónde está el cronómetro en qué viuda dónde el cronómetro en dónde dónde dónde el cronómetro en 45 segundos en 15 segundos descansemos entren en ello nuestro primer movimiento gracias levantamientos de piernas sólidas tres dos uno vamos a alternar así que suban más dos suban tres ah cuatro ah cinco suban seis mantengan ese núcleo apretado todos ustedes siete, sé que estoy contando, pero tenemos 45 segundos, nueve, diez, uno arriba, dos manos en las caderas, si necesitas un poco de equilibrio, tres arriba, cuatro, oh, buen trabajo, tenemos 15 segundos de descanso y vamos a hacer sentadillas, maldita sea . tres maldita sea, necesito tu trasero de vuelta, maldita sea, no necesito todo tu peso sobre tus rodillas, no pongas todo tu peso aquí, retíralo como un inodoro, está bien, retíralo como un inodoro, retíralo, retíralo, retíralo, retíralo. vamos

está bien, vamos bebé, descansa, buen trabajo, ahora tenemos patadas de burro, así que dirígete al suelo, vamos a alternar nuestras patadas de burro, también tres, dos, uno, así que vamos hacia arriba, cambiar dos, cambiar tres, vamos cuatro, retirarlo cinco. Retíralo seis atrás siete atrás ocho atrás vamos nueve

sí diez sigue adelante uno um dos atrás vamos tres retíralo cuatro descansa Creo que todavía estamos en el piso fuimos acapella esa última ronda porque podemos ahora tenemos bocas de incendio ustedes tres dos tres uno dos ah y alternativo traer arriba ahora alternar ahora alternar ahora boca de incendio alternativa boca de incendio boca de incendio luchar por ello luchar por ello vamos a trabajar levántelo levántelo levántelo levántelo levántelo vamos

arriba , espero que estés en casa usando el tapete, lo estoy golpeando en la alfombra, descansa, buen trabajo, pero solo haz el trabajo, haz el trabajo, um, tenemos una carrera, así que entra aquí, regresa, subamos, sube . tenga los dedos de los pies apuntando hacia el aire, sus talones solo deben estar en el suelo, no todo el pie, y asegúrese de levantarse, tire de él, tire de él, tire de él, tire de él, vamos, suba, suba, suba, suba, suba en la pelea cuatro

El primer día tenemos nueve días más ahí fuera, vayamos después, aprietemos el cerebro. A continuación , tenemos cimas de colinas. Solo gira tu cerebro para seguir moviéndose. Entrena tu cerebro para seguir moviéndose. Hoy es un día luminoso. Tenemos cimas de colinas. ¿Eh? Tres dos tres uno dos de un lado a lado vamos de lado a lado levanta esa parte superior de la espalda del piso levanta esa parte superior de la espalda del piso Déjalo arder déjalo arder déjalo arder ah ah sigue adelante sigue luchando, coloreemos

ja, descanso, sentí ese, no sé ustedes, pero pensé que tenemos rodillas hasta codos, ahora dos, consigamos uno , así que vamos a alternar . alterno alterno alternativo , vamos a sacarlo a colación, vamos a pelear, vamos a pelear, rodilla y rodilla otra vez, necesito pelear de nuevo, vamos a levantarlo, levántalo, levántate, buen trabajo.

Bueno, lo que tenemos a continuación son abdominoplastias, tenemos giros rusos tres dos uno aquí, si necesitas tener los pies en el suelo porque hoy es el primer día, hazlo para mi gente avanzada, mantén los pies fuera del suelo, respiremos, respira, ah . grita si tienes que poner los pies en el suelo por dos segundos si es necesario pero hagas lo que hagas no dejes de moverte descansemos buen trabajo donde estamos donde está la música creo que necesitamos un poco de música que tenemos siguiente primero

tres dos uno levántate Marcha de rodillas mientras yo pongo nuestra música juntos solo yo ven sobre mí Marcha de rodillas Marcha de rodillas Marcha de rodillas y Marcha de rodillas y Marcha y Marcha otra vez y Marcha otra vez y Marcha otra vez y Marte otra vez levántalos levántalos levántalos levántalos levanta esas rodillas lo más alto que puedas descansar, buen trabajo, ahora vamos a volver al suelo, vamos a ponernos en posición de tabla y vamos a pasar de nuestras manos a nuestros codos, dos, uno, dos, vamos. abajo arriba abajo arriba abajo arriba abajo arriba abajo arriba ir a

tu propio ritmo si no puedes ir tan rápido no subas hacia abajo si tienes que ir tan lento si tienes que ir al ritmo haz lo que puedas subirlo bájalo súbelo tómalo ahora súbelo vamos bájalo arriba abajo arriba y abajo otra vez y arriba otra vez y abajo descansa buen trabajo tenemos dos movimientos más vamos a hacer algunos fondos de tríceps así que necesito tus pies arriba de las colinas otra vez y supongo que tres mesas al revés estamos bajando arriba abajo arriba abajo arriba abajo arriba abajo arriba vamos y abajo abajo

abajo abajo nos estamos mojando uh culo gordo brazos nos estamos iluminando un culo gordo abajo abajo vamos a llamar desde el circo pelea cuatro pelea por ello pelea cálmate descansa whoa tenemos algunos saltos tenemos algunos saltos entonces nosotros Estamos en la segunda ronda, tres, uno, cinco, vamos, Jack, Jack , vamos, Jack, vamos, Jack, ajá, Jack, sí, vamos, vamos, vamos a conseguirlo, vamos.

vamos, sí, sí, les quitamos los kilos, vamos, lo tienes, bebé, vamos, Jack Jack , ajá, vamos, vamos a descansar, buen trabajo, segunda ronda, segunda, vamos al centro, elevaciones laterales de piernas, tres, dos. dos uno alternar arriba involucrar ese núcleo arriba y chicos ese núcleo vamos hacia arriba y chicos que núcleo arriba involucrar ese núcleo vamos arriba, súbelo

tráelo ahora arriba de nuevo ahora arriba de nuevo ahora arriba de nuevo ahora arriba de nuevo ahora arriba de nuevo vamos a hacerlo todos el primer día vamos vamos a hacerlo todos vamos a descansar buen trabajo 15 segundos bienvenidos de nuevo a nuestras sentadillas estamos de vuelta como la hierba como la hierba tres dos Escuadrón agacharse ponerse en cuclillas ponerse en cuclillas eso está ahí vamos a agacharnos agacharnos Agáchate y agáchate, bájalo, bájalo, bájalo, agáchate, levántate.

Baja más abajo, vamos, no olvides respirar en este ejercicio. Veamos este entrenamiento como una tira de entrenamiento acondicionador. También descansa. Buen trabajo. Ahora estamos de vuelta en el suelo con nuestras patadas de burro. Tu cuerpo se está fortaleciendo ahora mismo, así que no lo hagas. No luches, lucha durante el entrenamiento, pero no luches contra el dolor. Tres peleas. Pasa el dolor, uno, dos, arriba, tráelo, vamos, tráelo, vamos, vamos, tráelo, ajá, tráelo, tráelo, cinco, cuatro. arriba y arriba otra vez vamos a subir una y otra vez

levántelo, estamos construyendo botines ahora mismo, levántelo, vamos, uh-huh uh-huh Ajá y uh, vamos, aprieta ese botín, aprieta bien arriba, queremos esa Copa este verano, todos queremos esa Copa este verano, el próximo tenemos bocas de incendio , tres, dos, no, no, no prendan la boca de incendio y la otra pierna. boca de incendio ahora feo vamos a levantarlo vamos arriba, vamos siete segundos arriba vamos levántalo boca de incendio dije uh ahora boca de incendio vámonos

vamos a tu propio ritmo, simplemente no dejes de moverte, dije, no dejes de moverte, me lo agradecerás después de eso. 10 probablemente me odies ahora mismo, pero asegúrate de tomar esa selfie sudorosa después de este entrenamiento y dejemos que el gram sabe que la familia IG sabe en qué estamos trabajando etiquéteme para poder volver a publicarlo, pero sigamos con este trabajo, hemos llegado a través de tres, dos, una vez, de esta manera otra vez con tus tres, dos, tres, recuerda las colinas en el suelo, cuéntanos al cielo estar tan lejos como puedas subirlo subir

tráelo, tráelo, vamos, tráelo, vamos, tráelo, sácalo, vamos, todos, levántate, vamos, levántate, vamos, levántate, vamos, vamos, levántate, vamos a sacarlo, tíralo. a través del descanso buen trabajo

¿dónde estamos ahora? tenemos nuestro Hilltop tres dos uno solo toca esos talones toca esos talones Sé que acabo de parar porque estoy haciendo Estoy siendo DJ ahora mismo también pero adivina qué no te detienes no te detengas

vayamos a las cimas de las colinas ajá solo sigan moviéndose ustedes solo asegúrese de seguir moviéndose solo tenemos 45 segundos de esto asegúrese de que la parte superior de su espalda no esté No quiero que estén así vamos miren hacia arriba pecho arriba pecho arriba ve a tu propio ritmo descansa buen trabajo oye Dante el cuerpo oh codo a rodilla tres y luego vamos a pararnos uno aquí aquí y aquí tráelo arriba tráelo tráeme yo yo ja

Ja , ja , vamos cariño, te necesito esta vez, tenemos un toque occidental. Tuve que cambiarlo y luego nos levantamos. Esto es tres, dos, tres, vamos, vamos a hacer giros rusos. Giros rusos. No lo sé. así que vamos a la izquierda tan alto no tengo ganas de dejarme girarlo hacia la izquierda girar a la derecha vamos a la izquierda izquierda recuerda si necesitas parar pon esos tacones en el suelo y estira la mano hacia atrás pero vamos así si estamos peleando Para mantener los talones en alto, tómate un descanso si tienes que volver a subirlos.

es el primer día date un poco de gracia ah nos vamos a hacer más fuertes descansa buen trabajo levántate tenemos un aseado tenemos uh banda de marcha de rodillas y luego volvemos al suelo tres Charlie después de eso tres uno dos Tal vez yo yo vamos y rodilla rodilla rodilla, si tienes algo de botín, rodilla de Bounce, arrodíllame limpio, vamos a levantar esa rodilla, levantar esa rodilla, levantar esa rodilla, levantar esa rodilla, golpéalo, golpéalo, bofetada, golpéalo, levántalo, oye, levántalo, levántalo.

vámonos todos, luchemos, descansen, buen trabajo, estamos de vuelta en el suelo, en planchas de codo a mano, giraré hacia aquí. Ya casi llegamos tres, ya casi llegamos uno, cinco, tres, el último entrenamiento, los últimos ejercicios que funcionarán. afuera, abajo y arriba, bájalo ahora, tráelo hacia arriba, eh, abajo, arriba, vamos, arriba, abajo, arriba, abajo, arriba, ahora arriba, vámonos. No sé sobre el tiempo, pero es por eso que los escuchamos a todos, ¿cómo es el sentimiento, llenémoslo? Descanse buen trabajo

tenemos la próxima vez mesa al revés tenemos dos movimientos más después de esto solo tenemos algunos saltos tenemos eso es liviano vamos vamos hacia abajo arriba abajo arriba abajo arriba abajo adiós brazos nos vamos a deshacer de ellos si lo necesitas vamos vamos a trabajar date tres dos uno abajo abajo abajo No sé por qué ese ejercicio parece tan fácil pero arde tan bien que tenemos uno

más movimientos saltos de tijera, repasemos tres para poder colgarlo un salto, vamos 45 segundos 45 segundos Jack Jack Jack , vámonos todos, vámonos. Lo siento si esto hace mucho ruido en sus oídos, pero para mi cambio, me estoy cambiando ahora mismo, pero luego nos pondremos así, ¿verdad?, vámonos, Jay, ahí vamos, sí, vámonos. Vamos, ajá, vamos, vamos al interior, completa el entrenamiento, buen trabajo, de acuerdo, así concluye el primer día de nuestro desafío de 10 días. Asegúrate de publicar tu selfie sudoroso si así lo deseas.

aquí está mi cachorro aquí está mi selfie sudoroso Estoy sin aliento como dije si disfrutaste este entrenamiento asegúrate de darle me gusta a este video